Matthieu MERIOT

Les émotions d'une vie

Éditions BoD

Du même auteur :

- " Un enfer scolaire ", Editions BoD
(Books on Demand), 2018.

À mes parents, mon meilleur ami,

Mes proches que j'aime,

À toutes les personnes qui me soutiennent dans ma lutte contre le harcèlement à l'école.

Matthieu MERIOT

PARTIE 1

LE HARCÈLEMENT À L'ÉCOLE

{Matthieu, 19 ans, ancien harcelé}

« Il y a quelques années, j'ai été harcelé

Je n'ai pas compris ce qui m'arrivai

Et moi, j'ai souffert

Avec toutes ces années d'enfer.

Malgré ce que j'ai vécu, je vais beaucoup
mieux aujourd'hui. Mais tout est
toujours dans ma tête... »

{Reconstruction de soi-même}

« Se reconstruire est très difficile.

Mais il faut savoir profiter de la vie
malgré ce passé froissé.

Je promets qu'un jour, je serais et je
réussirai à me reconstruire
complètement. Cela risque de prendre
beaucoup de temps, vu ce que j'ai subi,
mais je promets de tout mettre en œuvre
pour y arriver, et enfin être heureux pour
toujours ! »

{Le harcèlement : mon combat}

« Malgré les douloureuses épreuves que
j'ai traversées à l'école, aujourd'hui je me
sens beaucoup mieux, et avoir ce compte
Twitter intitulé : " Journal d'un harcelé"
(@MatthieuMERIOT)   me   fait
énormément de bien. Je me sens rassuré
et fort. Le combat continue ! »

.

{La force d'aider les autres}

« C'était très difficile d'attendre la fin du collège pour pouvoir enfin sortir du harcèlement scolaire que je subissais durant des années... Aujourd'hui, je suis en vie. C'est ce qui compte. Maintenant, j'ai la force d'aider les autres ! J'ai cette force et cette envie en moi. Et d'ailleurs, jamais je n'abandonnerai ! Jamais ! »

{Il faut en parler}

« On ne le dira jamais assez, mais, si on n'en parle pas, ça ne s'arrête pas. Tout le monde doit comprendre cette phrase qui dit vraie. Surtout que les enfants harcelés sont souvent très renfermés sur eux-mêmes. Ils n'osent pas en discuter avec leurs proches, certainement pas peur de les inquiétés, où de crée trop de conflits. Ce sont des choses qui se comprennent parfaitement, mais, la santé d'un enfant est tout aussi importante ! »

{Le pardon}

« J'ai souvent pensé qu'il était très facile de détruire quelqu'un, de lui faire du mal, mais, qu'il était beaucoup plus difficile de s'en faire pardonner. C'est une réalité. Pour tout le monde. »

{Cela a empiré}

« " Tout a commencé en primaire, par des attaques que l'on pourrait considérer comme « peu violentes », une bousculade de temps en temps, mais au fil des classes, cela a empiré. "

Extrait de mon livre : "Un enfer scolaire" publié aux Éditions BoD (Books on Demand) (2018) »

{Détruire quelqu'un}

« C'est tellement facile de détruire une personne et de lui faire du mal par n'importe quel moyen... C'est tellement plus facile d'attaquer et de détruire quelqu'un de fragile et sans défense... C'est ce que j'appelle de la lâcheté... »

{C'est seulement pour rigoler…}

« "Pour certains, c'est seulement pour rigoler..." En quoi est-ce drôle de détruire, de faire du mal, et de blesser les autres ? Je ne comprendrai jamais... »

{Le malheur de vivre}

« Certains sont tellement malheureux, que leur seul but et de faire du mal aux autres par n'importe quel moyen…

En fait j'ai véritablement l'impression que si les enfants harcèlent, c'est qu'ils sont eux-mêmes plus ou moins malheureux. Déjà, quand on harcèle une personne, c'est que l'on n'est pas bien dans sa tête, donc psychologiquement. C'est une chose que j'ai moi-même remarqué, puis analyser. »

{Atteindre son objectif}

« Quand on veut, on peut ! Phrase que l'on m'a souvent répétée. D'ailleurs, elle est complètement juste. Mais il faut aussi savoir qu'il y a des choses pas du tout possibles, même si on a envie de les atteindre...

Par exemple, je sais que si j'ai envie, je pourrais arrêter de penser au harcèlement scolaire que j'ai subi, et être heureux une bonne fois pour toute ! Mais, ce n'est pas si simple, surtout au niveau de la psychologie. D'une personne à une autre, la psychologie est complètement différente et peut même changer. Chacun

réagi différemment. »

{Briser le silence}

« " Aujourd'hui, si j'ai décidé de prendre la plume, c'est pour briser mon silence et celui des autres. Car je ne suis pas la seule victime. Il y en a beaucoup d'autres, malheureusement. Ce que j'ai longuement subi, d'autres l'ont également subi... "

Extrait de mon livre : "Un enfer scolaire" publié aux Editions BoD (Books on Demand) (2018) »

{On n'en finira jamais…}

« Le harcèlement de rue est tout aussi inacceptable que le harcèlement scolaire et tout autre type de harcèlement. Même si ça ce calme un peu en ce moment, je suis certains qu'il y en a encore un peu partout… Et je pense qu'il y en aura toujours… On n'en finira jamais… »

{Pour toi, mon ami}

« J'ai tellement honte d'avoir été aussi égoïste. À cause de ça, j'ai perdu un très bon ami et je m'en voudrais toujours un peu. C'est difficile pour moi de m'excuser sans pleurer, car ça me tient trop à cœur. »

{S'aimer les uns, les autres}

« S'accepter, c'est s'aimer. Hélas, les personnes de ce monde comprennent de moins en moins cette phrase, si vraie et sincère. C'est dommage, car au lieu de se détruire et d'être constamment les uns contre les autres, ont pourraient très bien s'entendre, tous ensemble. Parfois j'ai l'impression qu'on passe à côté de certaines choses très positives... C'est dommage ! »

{Harcèlement scolaire : un sujet sérieux
et tabou}

« Avant de subir le harcèlement scolaire, je ne savais pas du tout ce que c'était. Je ne comprenais pas. Puis un jour, j'ai écrit " insultes à répétitions " et je suis tombé sur ce sujet très sérieux et tabou.

Je me demandais ce que c'était comme sujet. Et quand j'ai vu que le harcèlement scolaire été grave, qu'il pouvait détruire quelqu'un et menais jusqu'aux mutilations et suicides, j'ai tout de suite compris qu'il y avait un gros souci, surtout niveau éducation… »

{Il faut vivre cet enfer pour le
comprendre}

« Quand quinze enfants vous insultent,
vous bouscules, vous frappes, et que vous
ne savez pas ou vous mettre, et vous vous
sentez mal à l'aise, comment voulez-vous
vous défendre ? Il faut vivre cet enfer pour
le comprendre et avoir un avis. Mais un
véritable avis. »

{De faux amis…}

« Je pensais avoir de vrais amis, mais non, car quand ils voyaient que je me faisais frapper et critiquer, personnes ne réagissaient. Et moi, je souffrais en silence...

On ne peut pas appeler ça des amis... »

{Les erreurs de jeunesse}

« Un ami est quelqu'un qui est toujours présent dans les bons comme dans les mauvais moments. Moi, j'ai fait beaucoup d'erreurs dans l'amitié, et même si je m'en veux encore aujourd'hui, j'ai toujours le sentiment d'avoir perdu de très bon ami... Aujourd'hui je vis avec et grâce à mes proches que j'aime, qui m'aident et me soutiennent tous les jours. »

{Les mots, parfois plus dur que des coups}

« Toi, la harceleuse, tu te souviens de tous ces coups que tu as pu m'infliger ? Toutes ces paroles comme : " tu pus ", " t'es moche", " t'es un bon à rien ", " j'aime pas ta gueule ", et j'en passe... C'était très difficile d'entendre ces mots tous les jours. D'ailleurs, les mots font parfois beaucoup plus mal que des coups. Je n'ai pas compris pourquoi elle s'en prenait à moi. Au départ, je croyais que c'était un peu comme " un jeu " pour m'approcher, puis tout compte fait, j'ai vite compris que cela allait être bien plus compliqué que ça...

Elle disait que j'étais un " pervers ", parce que je regardais soi-disant les personnes d'un air étrange, alors que je les ai regardées tout à fait normalement. Honnêtement, je ne voyais pas où été le souci.

Quand je discute avec quelqu'un, je le regarde dans les yeux puis je souris. C'est la moindre des politesses. »

{Couvrir le harcèlement pour protéger
son établissement, c'est minable}

« Finalement, la harceleuse n'avait plus
grand-chose à faire, car elle entraînait
tout le monde avec elle, pour me harceler.
À un moment, nous étions en récréation,
vers dix heures du matin, puis, la
harceleuse m'a insulté, elle a dit aux autres
de venir en créant des histoires et en
déformant les propos qui ont été dits pour
certains soucis, et tout le monde a pris
plaisir à m'insulter pendant qu'elle, elle
mangeait tranquillement, comme si de
rien n'était... Pour elle, aucune honte et
aucun souci.

Puis quand la cloche retentie pour aller en cour, après cette récréation du matin, tous les enfants partaient puis les adultes regardais et rien. Personne n'a bougé le petit doigt pour m'aider, ne serait-ce pour les punir, mais non, après certains appels ces personnes des adultes, mais pour moi, c'est loin d'être des adultes responsables et exemplaires.

Couvrir le harcèlement d'un enfant pour protéger la réputation d'un établissement, clairement, c'est minable…

Imaginez quelques secondes qu'un autre enfant subisse la même chose. Que peut-il se passer pour l'établissement ? La réputation serait mauvaise. Très mauvaise. »

{Aucuns adultes responsables}

« D'ailleurs, quelques semaines avant mes tentatives de suicide, je suis allé voir le C. P. E (Conseiller Principal d'Éducation), je lui ai dit les soucis que j'avais avec l'élève en question, la fille du style rebelle qui me harcelait tous les jours. Je lui ai clairement expliqué la situation. Il a dit qu'il allait voir ça, mais comme par hasard, personne n'a été convoqué, même pas moi...

Pour être honnête, je ne me sentais pas écouté, n'y aider... Je pensais simplement que le C. P. E disait des paroles en l'air puis s'en fichais royalement. C'était le cas, j'en suis persuadé. Il aurait pu au moins convoquer la fille en question pour en parler avec elle et pourquoi pas l'aider également. Parce-que les personnes qui font du mal aux autres en les harcelant ont également un souci. Ce n'est pas normal de vouloir du mal à ses camarades. »

{Le malheur}

« Pour moi, si les élèves harcèlent, c'est parce qu'ils sont malheureux. Et oui, parfois, les gens font du mal aux autres, car ils sont eux-mêmes très malheureux.

C'est une hypothèse que je n'ai jamais écarté en tous les cas. »

{Martyriser les autres n'est pas la solution}

« J'avoue ne pas comprendre ce besoin de faire du mal aux autres. L'envie de blesser est plus forte que ces harceleurs. Ils ont besoin de reconnaissance ? Je ne sais pas. Mais la solution n'est certainement pas de martyriser les autres, loin de là. »

{Trop facile de demander pardon}

« La personne qui me harcelait et qui a entraîné les autres élèves avec elle, ne m'a jamais demandé pardon. Jamais. De toutes façons, c'est beaucoup trop simple de demander pardon quand on a fait du mal à un garçon fragile et sensible pendant des années. »

{Harcelé aux yeux de tous}

« Il y a quelques années, de la maternelle à la 4ᵉ, j'ai été ce que l'on appelle : un souffre-douleur et ceux aux yeux de tous. D'ailleurs, je n'ai jamais vraiment compris pourquoi j'étais la cible principale. Peut-être étais-je trop renfermé sur moi-même ? C'est possible. J'étais un garçon très sensible, gentil, et influençable. »

{Le harcèlement : mon combat quotidien}

« Aujourd'hui, j'ai 19 ans et je me sens beaucoup mieux. J'ai beaucoup progressé grâce à mes psychologues. D'ailleurs, comme je suis majeur, j'ai dû arrêter. Mais ces derniers m'ont tout de même fait beaucoup de bien. J'ai également pris conscience de certaines choses, plus ou moins importante. Alors, j'ai décidé d'écrire des livres sur le harcèlement scolaire, pour aider les harcelés et combattre le harcèlement. C'est mon combat désormais. »

{Internet : bien ou mal ?}

« Jusqu'à ce que je recherche sur internet " insultes et coups à répétitions ", je ne savais pas du tout ce qu'était le harcèlement scolaire. Heureusement que j'avais de quoi me renseigner, même si internet peut être bien, comme mal.

Pour moi internet peut-être intéressant comme dangereux. Poster des photographies, des vidéos par exemple. C'est très dangereux ! Sur internet, il y a plus de gens malsains qu'autres choses… Faites très attention à vous ! On ne sait jamais sur qui on tombe, et on ne sait encore moins qui se trouve derrière un écran... »

{Cyberharcèlement}

« Il n'existe pas que le harcèlement moral et physique à l'école, il existe le cyberharcèlement, c'est-à-dire le harcèlement par internet : téléphone, réseaux sociaux, etc.

Il faut faire très attention à ce que nous diffusons sur internet. Car tous ce qui est sur internet, y reste à vie. »

{L'école, un endroit où des enfants souffrent et se mutilent chaque jour}

« Depuis plusieurs mois, voire plusieurs années, j'ai la peur d'aller dans cet endroit où l'on doit apprendre des choses et non souffrir. Cet endroit, c'est l'école. L'école est un lieu d'apprentissage et non un lieu de souffrance. À chaque fois que je voyais ce lieu, j'avais constamment la boule au ventre, le stresse qui montait, la peur de retrouver l'endroit où j'ai le plus souffert dans ma vie. »

{Vivre de mes passions : mon rêve}

Je vis dans l'Indre (36) et les entreprises ferment de plus en plus leurs portes, voir même, mettre la clé sous la porte. On m'a souvent dit que le monde du travail n'est pas le monde des bisounours. Je sais et j'en suis conscient. Mais mon plus gros défaut, c'est d'avoir des idées de métiers plutôt irréalistes. J'ai toujours rêvé de devenir quelqu'un d'important aux yeux des autres, pourquoi pas devenir : écrivain ? youtubeur ? Mais il y en a tellement qui y essaye et très peu qui y arrive.

Sur des millions de gens qui font des vidéos et écrive des livres, seulement une centaine réussisse et en vivre. Ce n'est pas en gagnant les quelques centimes d'une vidéo YouTube ou de quelques exemplaires de mon livre que je peux en vivre ? Certes, j'ai un PLUS, mais ça s'arrête là. À moins de vendre des centaines d'exemplaires et d'avoir des millions de vues sur YouTube, ce sera très difficile d'être parmi les élus qui réussissent à vivre de leurs passions. Après rien ne m'empêche d'essayer, mais il ne faut pas rêver ! »

{De progrès en progrès}

« L'écriture, la première passion que je me suis découverte après le harcèlement scolaire dont j'ai été victime. J'avais des choses à dire et cela m'a permis de les écrire, puis, je me suis dit, pourquoi pas écrire un livre ? Puis finalement, c'est ce qui est arrivé ! Et j'en suis très content !

Même si je sais que j'ai encore beaucoup de progrès à faire, je ne compte pas m'arrêter là ! »

{Entre le bien et le mal}

« Quand j'étais harcelé, j'étais très mal dans ma peau. J'étais aigris, méchant avec tout le monde, je parlais mal, j'étais froid et je pouvais m'énerver très vite, même pour pas grand-chose. J'étais entre le bien et le mal. D'un côté, j'étais victimisé par des agresseurs, puis de l'autre, j'étais au plus mal.

À cette époque, même si on me parlait, je répondais mal. Je montais dans les tours pour rien. Je ne voulais plus manger à cause de mon poids, je ne voulais plus aller à l'école. »

{La peur de perdre un fils}

« Un jour, une idée horrible m'est venu à l'esprit. Je voulais emmener un couteau à l'école pour me faire du mal devant tout le monde. Malheureusement, c'est ce que j'ai fait.

Nous étions en cours de sport. Après avoir marché pour aller dans la salle, nous sommes allés dans les vestiaires pour se changer. Il y avait un côté fille et un côté garçon. Les autres garçons se changeaient et moi, je n'étais pas bien du tout. J'ai donc sorti mon couteau et je voulais me tailler les veines devant eux. J'ai essayé, mais j'avais trop mal, j'ai donc arrêté. Les autres m'ont vu faire et ont lu ma lettre que je leur ai donnée. Je l'avais écrite avant de commettre ce geste. J'avais envie de mourir pour ne pas avoir tous ces regards. Ils me regardaient comme une mocheté, une horreur, un monstre...

Je n'ai pas compris pourquoi j'étais la cible de ces harceleurs, mais je voulais que sa cesse le plus vite possible, avant de commettre l'irréparable.

Mais comme je le pensais, j'avais commis ces fautes. Il y a quelques années, j'ai commis trois tentatives de suicide à cause du harcèlement scolaire que je subissais durant des mois et des mois. J'ai pris des médicaments volontairement. Au départ, l'idée était de prendre tous les cachets et de m'endormir. Mais à chaque fois, à chaque matin que je me levais, ou quand j'avais pris les médicaments, mes parents m'emmenèrent à l'hôpital. Ils ont eu la peur de leurs vies : la peur de perdre un fils.

Perdre un enfant (dans n'importe quelles circonstances) doit être la pire des choses pour des parents. Perdre de ce qu'ils ont de plus précieux au monde est injuste. Mais parfois, la vie en décide autrement, c'est vrai. »

{Le cercle vicieux du harcèlement}

« Au départ, je n'étais pas conscient de ce que j'étais en train de vivre. Puis j'ai très vite compris en recherchant sur internet des termes sur mon mal-être, ma dépression, mes tentatives de suicide…

Comme je le pensais, c'était un cercle vicieux. Je me faisais harceler et insulter tous les jours et ça n'en finissait plus. Un moment, c'était des insultes, puis des brimades. Enfin, il y avait les coups, la nourriture qu'on me jetait dans la figure, les croche-pieds dans les couloirs. C'était sans-arrêt. Je ne savais pas comment faire pour arrêter tout ça. C'était comme un journal qui s'écrivait au fur et à mesure des jours.

Le lundi, c'étaient des insultes ; le mardi, des coups ; le mercredi : des bousculades ; etc.

Les harceleurs voyaient bien que j'étais très mal. Mais non, ils continuaient. À croire que ça les amusait bien de me voir souffrir et déprimer de jour en jour. D'ailleurs, je n'étais pas le seul à qui ce harcèlement arrivait. Il y avait pleins d'autres enfants ciblés. J'étais la principale victime de ce fléau, mais il y avait une dizaine d'autres enfants concernés, qui eux aussi subissaient le même type de harcèlement que moi. Aujourd'hui, je ne les voie plus, car sa date d'il y a quelques années, mais je pense que c'est toujours au fond de leurs têtes, car on n'oublie pas ce genre de choses. Mais j'espère sincèrement qu'ils vont mieux aujourd'hui, et qu'ils arrivent à vivre et faire ce qu'ils aiment au quotidien. »

{Le racket}

« Le racket est une autre forme de violence. Plus exactement, c'est du vol, mais aussi du chantage. Un exemple simple, si jamais une personne veut de l'argent et qu'elle demande à quelqu'un de plus faible qu'elle, celle-ci peut en profiter pour faire du chantage. Style : soit tu me donne ton argent, soit je dis à tout le monde que... etc.

Evidemment il y a pleins d'autres styles de chantage, mais celui-ci est l'un des plus courant.

Il faut faire très attention à ce que l'on dit aux personnes inconnues, où en qui nous n'avons pas du tout confiance. Comme dans l'exemple que j'ai écrit, cela peut aller à de très graves conséquences. Car comme tout formes de harcèlement et de cyberharcèlement, le racket et le chantage sont punis par la loi.

Donc soyez très prudent à qui vous parler, et à qui vous dites les choses. On ne sait jamais comment cela peut se finir… »

{« Ce garçon est un gros connard »}

« Une fois nous étions en cours de science, et, j'étais assis sur l'une des places du devant, au premier rang.

J'étais seul. Les autres étaient entre-eux. Ils m'avaient mis de côté, comme d'habitude.

Je l'ai ai alors écoutés, car j'ai toujours une petite oreille qui traîne, comme on dit.

Ils se disaient : " Et regarde, c'est notre ami le moche ! C'est notre ami le gros connard ! "

Comme toujours, je ne comprenais pas cette haine envers moi. Pourquoi autant d'insultes ? Que leurs ais-je fait ? Absolument rien. Alors pourquoi j'ai mérité cela tous les jours ? C'était un call-vert quotidien auquel je m'étais habitué. Et oui, pour moi dans ma tête, c'était normal de me faire insulter et critiquer de tous les noms. Alors qu'en réalité, ce n'est pas normal.

J'ai envie de leurs dires à tous ces enfants harceleurs : " Essayer de tenir une semaine, et vous verrez si vous arriver à supporter autant que moi, pendant autant d'années. "

J'étais au bord du suicide chaque jour, mais, je tenais bon grâce à ma force et à mes proches.

Si jamais j'avais disparu de ce monde, comment mes proches auraient-ils réagis ? Et bien, ils seraient très mal, et ils auraient perdus une personne merveilleuse, très forte, et qui aide les gens au quotidien désormais.

C'est vrai. Aujourd'hui je me dis que tout ce mal-être venait d'enfants harceleurs et qui m'avaient poussé à bouts. En valaient-ils la peine de me mutiler, de m'écorcher la peau tous les jours, puis de commettre trois tentatives de suicides ?

La réponse est NON.

Je ne veux plus qu'aucun enfant souffre autant que j'ai souffert. L'école est un lieu d'apprentissage, et non de souffrance. Car beaucoup plus d'enfants qu'on ne le croit sont concernés.

Ils sont 700 000 enfants chaque année, en France concernés par le harcèlement à l'école et le cyberharcèlement. »

« Ce jour-là, en cours de science, le professeur m'a dit des choses qui m'ont fait beaucoup de mal.

Je ne sais plus de quoi nous parlions exactement à ce moment-là, mais, le professeur en ait venu à dire " Je suis sûr que Matthieu lèche des photos de femmes nus chez lui."

J'ai été très choqué par son comportement. Pourquoi m'a-t-il dit ça ? Je ne comprenais pas. Même encore aujourd'hui, après mettre poser plusieurs questions sur ce qui s'est passé ce jour-là, je ne comprends toujours pas pourquoi il m'a dit cela.

En tout cas, je n'en reviens pas qu'un professeur est pus dire ce genre de chose. Tout d'abord, que sait-il de ma vie pour me dire de telles choses aussi ignobles ? Rien. Il ne sait rien de ma vie et il se permet de dire des choses qu'il ne sait pas. Mais sérieux, si même les professeurs s'y mettent, ou vas-t-on ?

Et puis, les élèves harceleurs en ont profiter pour m'insulter une fois de plus de " pervers " ou encore de " salle connard " ! Encore une fois…

Normalement l'école est un lieu d'apprentissage, de bien-être, et du savoir vivre ensemble et de s'accepter, les uns les autres.

Au lieu de ça, chaque jour des enfants souffres et des professeurs profitent de la faiblesse des autres pour dire n'importe quoi. Puis les harceleurs se permettent d'en rajouter une couche. Comme c'était dans le cas que je venais de vous citer.

Sincèrement, j'ai terminé l'école aujourd'hui, mais pour être honnête, j'ai toujours ces douloureux souvenirs qui remontent dans mon esprit.

Ce sera douloureux toute ma vie, mais, je réussirais à combattre tous ces mauvais souvenirs pour devenir une personne qui réussi des tas de choses, et qui a confiance en elle. Il faut beaucoup de temps, mais sa viendra. J'en suis sûr ! »

{Je ne croyais plus au bonheur}

« Quand je subissais le harcèlement tous les jours à l'école, je ne me regardais plus comme avant. En fait, j'avais l'impression d'être abandonné par les gens que j'aimais, mais au final, c'est moi qui n'osais pas en parler. À l'époque, nous avions eu quelques soucis familiaux, alors forcément, j'étais assez transparent. À vrai dire, je ne faisais pas d'effort non plus pour aller vers les autres et pour parler de mon mal-être. J'étais beaucoup trop renfermé sur moi-même.

C'était une époque très difficile et j'étais très mal en point. D'ailleurs, je ne croyais plus du tout au bonheur. Je pensais que les gens heureux été ceux qui n'avaient pas de soucis puisque leur vie été formidable. Mais j'ai appris quelque chose depuis ce jour-là : même si une personne est heureuse, elle peut renfermer des choses que l'on ne sait pas. À méditer bien entendue. »

{Je suis différent}

« Jusqu'à maintenant, je me suis toujours interrogé face au harcèlement dont j'ai été victime. En fait, je savais pourquoi j'étais harcelé : ma différence. Mais je n'ai jamais vraiment compris pourquoi cela les déranger tant que je n'avais pas les mêmes ressentis et le même physique qu'eux. Étaient-ils jaloux de quelque chose ? Avaient-ils un souci à régler avec moi ? Étaient-ils en colère contre moi ? Je pense que ces questions n'auront pas de réponse.

Pour être honnête, j'évite de fréquenter des personnes. J'ai peur d'être dans les soucis et que ça se termine en harcèlement, une nouvelle fois. »

{J'ai tout dit}

« Quand ils me frappaient, ils étaient très remontés contre moi. Et même si je me pose des questions encore aujourd'hui, je ne vois pas pourquoi avoir autant de haine envers moi. Je ne comprends pas. J'étais un garçon très timide et qui n'osait pas aller vers les autres, oui, mais de là à être en colère puis à m'insulter, me frapper et me cracher dessus parfois, c'était trop. Beaucoup trop. J'en avais marre d'aller à l'école. Chaque jour, où je passais la grille, je me demandais ce qu'ils allaient bien pouvoir me faire. Je savais instantanément que si j'en parlais, j'allais être insulté de " balance ". Et c'est ce qui est arrivé quelques mois après mes tentatives de suicides. J'avais réussi à parler à des psychologues qui ont dû me suivre après avoir commis tous ses actes.

Quand je leur racontais, ils m'écoutaient très attentivement. Leurs yeux étaient fixés sur mon visage puis sur leurs feuilles de papier, ils notaient tout de A à Z. Quand j'avais terminé de tout dire, ils m'ont bien dit que je subissais du harcèlement. C'était le cas, car quant-une personne subie des INSULTES et des COUPS à RÉPÉTITIONS pendant un certain temps, c'est bel et bien du HARCÈLEMENT.

D'ailleurs, il existe différents types de harcèlement : moral, physique, sexuelle et

certainement   pleins   d'autres.
Heureusement pour moi, j'ai réussi à m'en
sortir et aujourd'hui, je compte bien
profiter de la vie au maximum ! »

MON TEMOIGNAGE FINAL

(2018-2019)

Je voulais terminer ce chapitre sur le harcèlement scolaire, en écrivant mon témoignage final datant de décembre 2018 à aujourd'hui, en 2019.

« Bonjour à tous, je suis Matthieu, j'ai 19 ans.

Comme vous pouvez le constatez, je vais parler d'un sujet assez délicat dans notre société, c'est celui du harcèlement scolaire.

Il y a quelques années, j'en ai connu l'expérience, de la maternelle à la 4ème, et aujourd'hui, j'ai besoin de parler de certaines choses sur ce sujet.

Tout d'abord, j'aimerais dire merci à mes amis qui me soutiennent, à mes proches aussi. Que se soit sur Facebook, sur Twitter, sur Instagram, enfin, sur tous les réseaux sociaux. J'aimerais leurs dire merci, vraiment, parce qu'ils m'aident que quotidien. Ils me soutiennent beaucoup. Je voulais donc leurs dires un grand merci à eux. J'espère que notre route ne va pas se séparer, et que l'on va combattre ensemble le harcèlement.

Alors tout d'abord, en ce qui concerne le harcèlement, ce que j'ai connu, j'en ai subi pendant des années, et aujourd'hui j'ai encore des traumatismes concernant ce sujet.

En fait en moi, j'ai un traumatisme, et ça me bloque. Par exemple, je n'ose pas aller vers les autres. Je suis hyper timide. Je ne peux pas aller dans un groupe de plusieurs personnes, parce-que je suis trop timide, et je bloque énormément.

Le souci, c'est que psychologiquement, pour moi ça ne va plus.

Pour résumé ma vie, après le harcèlement j'étais au lycée, et après le lycée, mes psychologues (que je ne vois plus car j'ai eu 18 ans, et du coup, ce n'est plus les mêmes organismes à partir de cet âge), m'ont dit que j'allais avoir un dossier d'handicap. Mais le souci de ce genre de dossier, c'est que cela met énormément de temps à se faire. Et puis le problème, c'est que je suis en quelques sortes au chômage, même si je n'ai pas travaillé avant, je suis chez Pôle Emploi. Ça va faire presque 2 ans que je suis en "repos" (sans travail), en quelques sortes.

Aujourd'hui le gros souci, c'est que je ne fais rien, et je n'ai pas de revenu. Mise à part pour mes livres, que j'ai auto-édité aux Editions BoD (Books on Demand), je n'ai aucuns revenus.

Enfin j'ai un revenu grâce à mes livres, mais il est très très mince, globalement, avec mes exemplaires vendus, j'ai dû gagner autour de 80 euros. Comme vous pouvez le constater, ce n'est pas suffisant pour en vivre.

Le mieux ce serait que je trouve un travail. Mais le souci, avec mon dossier d'handicap, c'est délicat car je ne peux pas aller voir un patron. Je ne peux pas faire n'importe quoi avec ce genre de dossier. Ça prend beaucoup de temps.

Mais aujourd'hui le problème c'est que je tourne en rond, je prends du poids, parceque je reste chez moi à rien faire, et c'est devenu un vrai problème.

Donc finalement, il va falloir que j'attende encore, ont verrat avec les prochains rendez-vous. On en discutera.

Il faut y aller petit à petit, parce-que psychologiquement, à cause de mon poids je ne suis pas bien. Je ne suis pas bien à cause de mon vécu. Je ne suis pas bien parce que j'ai peur que les gens me manipulent. Je ne suis pas bien car j'ai peur que les gens s'imaginent des choses sur moi, des fois c'est vrai, des fois c'est faux, il y a aussi les rumeurs, et ça, je ne peux pas accepter. Je ne m'accepte pas tel que je suis. Mais si je pouvais être entendu, au moins une fois dans ma vie, ce serait déjà un énorme cadeau (si ont peut dire), et ce serait déjà une réussite énorme ! Un parcours gâché par le harcèlement, mais un parcours qui m'a appris beaucoup de choses ! J'aimerais à travers ce témoignage, parler du

72

harcèlement que j'ai subi. Comme je le disais, j'e ai subi de la maternelle à la 4ème. Ce qui au total fait beaucoup d'années. C'est énorme.

Au départ en maternelle, j'étais seul. Très seul. Je n'osais pas aller vers les autres. Parce-que ce lieu (la maternelle), me faisait peur. J'avais un présentiment que ça allait être mauvais. Que sa n'allait pas m'apporter du bien.

En maternelle je n'osais pas aborder les personnes, que se soit mes camarades de classes où même les professeurs. Et le souci c'est que les gens ont commencés à venir petit à petit. Ils sont venus me voir en me disant : " Matthieu, t'es tout seul ? Pourquoi ? Pourquoi t'es abandonné par les autres ? " Et là j'ai commencé à me dire que je n'étais pas très bien, et que je préféré être seul. Et parfois je ne répondais même pas à ces questions, parce-que je ne savais pas quoi répondre, tout simplement.

Et là, c'est là ou les gens ont commencer à ma prendre pour un " bête ", si on peut dire. C'était leurs habitudes de venir vers moi, en me disant que j'étais tous seul, que je ne servais à rien, qu'il valait mieux que je meurs. Même en maternelle ils me disaient cela, et ça me choquait énormément.

Puis ils m'ont dit que j'étais moche, que j'étais gros, que je ne sers à rien, qu'il valait mieux que je me fasse du mal. Et j'ai encaissé tous sa toute la maternelle.

Ensuite je suis allé au collège. Et au collège, ça a vraiment empiré. Au collège c'était beaucoup plus violent que ça. Ce n'étais pas toujours les mêmes harceleurs, certains été rester, d'autres parties, en fonction des années. C'était plus ou moins les mêmes.

Le souci, c'est que ces gens m'ont fait beaucoup de mal. Parce qu'ils sont venus vers moi, ils m'ont insulté de tous les noms. C'était tous les jours la même chose, les mêmes insultes. C'était une époque très difficile. Ça a duré tout le collège également. Sachant que j'ai redoublé le CE2, donc sa a duré encore plus longtemps.

En ce qui concerne le primaire, le niveau été très difficile pour moi, et je n'y arrivais pas du tout. Au final ils ont décidé de me mettre dans une école spécialisée pour les élèves qui ont beaucoup de difficultés. Le niveau été moins dur, c'était beaucoup plus simple pour moi. Mais sa a empiré une nouvelle fois. Car quand je suis arrivé dans cette nouvelle école, au départ tout allait bien, puis, les gens ont commencer à ma poser des questions sur moi, sur ma vie.

Je pensais que j'allais y être bien, mais en fait non, ils parlaient souvent sur moi-même.

Alors je me suis dit que j'allais une seconde fois être harcelé. C'est sûr. Donc j'ai encaissé, encore et encore, pendant des jours et des jours.

Jusqu'au jour ou il y a une fille qui a débarqué. Qui été du style rebelle : cheveux court, habillé comme un garçon. Etc.

Et je n'ai pas compris pourquoi, elle m'insultait de tous les noms. Elle me critiquait. Elle m'avait pris pour cible. J'en avais parler au C.P.E (Conseiller Principal d'Education). Il m'a dit qu'il convoquerait la personne en question. Et je n'ai jamais eu de retours. Donc pour lui, il n'y avait rien eu. Rien de grave en tous les cas.

Alors qu'au final, quand j'en avait parlé à mes psychologues (que j'ai vu suite à mes mutilations puis mes trois tentatives de suicides), je leurs ai tout avoué.

Je leurs ai dit que j'avais un souci à l'école. Que les gens me faisaient du mal. Ils sont méchants avec moi. Je ne comprends pas pourquoi ils ont autant de haine envers moi, alors que je ne leurs ai absolument rien fait. Et ils ont décidé de donner une punition à la harceleuse. Quand le C.P.E a appris tout ça, je ne sais pas s'il a admis qu'il n'avait rien fait, mais en tous cas, je pense qu'il s'est senti coupable de n'avoir rien fait.

Enfin malheureusement, il n'a rien fais quant-il le fallait, et ça a coûté ma santé…

C'est là ou je vois que l'école est responsable. Si le C.P.E n'en avait pas parlé, c'était certainement pour la réputation de l'établissement. Car quand-il y a harcèlement dans une école, ça fait peur aux parents. Et c'est normal.

A ce moment-là, personne ne m'avait tendue la main, alors que j'en avait le plus besoin. J'étais mal, je voulais mourir. Je voulais me faire des scarifications sur les bras. Les gens m'insultaient sur mon corps. Ils disaient que j'étais gros et que je ne méritais pas de vivre. D'ailleurs, ce n'est pas à eux de choisir qui doit vivre ou mourir. Si on est différent des autres, c'est parce-que la nature nous a ainsi faite, et qu'on ne peut pas choisir notre physique.

J'aimerais être mince, avoir un corps plus léger. Être bien dans ma peau. Mais aujourd'hui je ne peux pas. C'est trop difficile. Même en faisant un régime, c'est hyper dur. On ne peut pas, on ne choisit pas. La différence c'est ça. On ne choisit pas notre physique. Si tout le monde était pareil, ce serait plus délicat. Il y a des personnes plus ou moins intéressantes !

Pour moi les gens qui sont différent, sont en partie, ceux qui ont le plus de valeurs à mes yeux.

Donc après avoir commis des mutilations sur mes bras, puis après mes tentatives de suicides, j'ai dû voir des psychologues. Ça s'est arrangé au fur et à mesure des années.

A partir de la 4ème, la personne qui me harcelait est partit dans un autre établissement. Donc à partir de la 3ème j'étais tranquille. Il y a eu beaucoup moins de soucis. Et ça passait très bien !

Puis je suis allé au lycée !

Au lycée ça se passait très bien !

Les seuls soucis qu'il y ai eu, c'est d'avoir commis quelques erreurs avec certaines personnes. Je me suis imaginé des choses qui étaient fausses. J'ai voulu aider alors que tout été dans ma tête. J'ai confondu les choses. Aujourd'hui c'est encore délicat d'en parler, et je m'en veux toujours encore.

De plus, à cause de mon traumatisme sur le harcèlement scolaire, j'ai toujours l'impression que les personnes me regardent mal. Alors qu'au final, tout est dans ma tête.

Des enfants m'ont détruit, et aujourd'hui, je ne peux plus être comme avant. C'est-à-dire que je n'arrive plus à faire les choses avec mon cœur. Je me suis beaucoup renfermé sur moi-même.

Un exemple tout simple : j'aime YouTube, j'aime faire de la musique, j'aime faire des vidéos, mais je n'ose pas me mettre en valeur dedans. Comme faire un clip avec moi dedans en train de jouer. Je ne peux pas car j'ai un physique qui ne me plaît pas. Voilà, c'est dommage, car il y a quelques années j'étais maigre et là je suis en train de tomber dans la nourriture, je crois que ça s'appelle : la boulimie, la malbouffe, ou encore la grossophobie.

En final, je crois que je retombe dans mon mal-être. Je ne parle à personne, sauf à mon meilleur ami. C'est tout.

Quand je mange quelque chose, j'ai l'impression de prendre 50 kilos.

L'endroit où je me sens le mieux, c'est mon ancien lycée. C'est un endroit ou il y a beaucoup de personnes qui m'ont aidé, malgré la perte de certaines personnes, dont je m'en veux encore aujourd'hui. Je sais que j'ai fais des erreurs, que j'ai fais du mal à certaines de ces personnes.

Aujourd'hui quelques-unes ne me parlent plus. J'espère sincèrement qu'un jour ont pourra se reparler, puis s'expliquer entre-nous. Je n'en attends pas plus.

Aujourd'hui la seule chose que je dois faire, c'est travailler. Pour être mieux dans ma tête, et reprendre du poil de la bête !

Je dois également me battre ! Car je sais que j'ai beaucoup de gens à mes côtés, notamment mon meilleur ami, qui je le sait, ne m'abandonnera jamais. »

PARTIE 2

LE TEMPS

{Attendre}

« Parfois, le temps est très long.

Et oui, souvent nous attendons très longtemps.

Par exemple, quand nous allons au médecin. Il y a parfois cinq à dix personnes devant nous et ça prend beaucoup de temps.

En fait, quant-une minute passe, nous avons l'impression que nous attendons beaucoup plus longtemps que ça, car on s'ennuie et on voit le temps passé. Mais quand nous faisons une activité ou quand nous dormons, le temps passe bien plus vite. J'ai l'impression de dormir dix minutes, alors quand réalité, j'ai dormi sept à huit heures.

D'ailleurs, pour un adulte, il faut dormir entre sept et huit heures. C'est suffisant. Après, chacun son mode de vie ! »

{Le temps de vivre}

« En y réfléchissant bien, les personnes de ce monde ne prennent pratiquement aucune heure pour eux. C'est vrai. Entre le travail, la maison, puis les tâches quotidiennes, ça devient très compliqué de penser à soi. Pourtant, c'est la chose à laquelle il faut méditer le plus.

Prendre du temps pour soi c'est prendre soin de soi en quelques sortes.

J'entends souvent les gens dire qu'ils n'ont pas le temps, qu'ils ont du travail. Mais comment peuvent-il bien travailler s'ils ne font rien derrière : pas d'activité, pas de détentes, rien.

Dans ces cas-là, cela peut avoir un très gros impact sur le travail comme la vie personnel, un peu comme un Burn-Out dans le pire des cas. »

{Temps Perdu ?}

« Plus le temps passe, plus les gens s'inquiètent. Entre le réchauffement climatique qui fait qu'on a de plus en plus chaud chaque année, les soucis financiers, le travail qui disparaît petit à petit. J'ai l'impression que plus les jours passent et plus la vie se complique. Pourtant, il y a encore pleins de belles choses à faire, pleins de petits plaisirs.

Déjà, passer du temps en famille lors de fête comme : la nouvelle année, Pâques, Noël, les anniversaires, etc... Il y a pleins d'occasions, mais il ne faut pas perdre son temps et faire cela au dernier moment.

Nous avons toujours la chance d'avoir des proches et de pouvoir être avec eux. Parfois faire un repas ensemble, même sans évènement particulier, c'est toujours ça de fait ! Mais c'est surtout un moment de convivialité et de partage.

{S'arrêter pour penser}

« De temps en temps, je pense que certaines personnes devraient se remettre en question.

Alors, c'est bien de s'arrêter quelques minutes pour penser à soi. Étant donné qu'une personne peut paraître gentille et agréable, comme elle peut être horrible au travail. Crier dans tous les sens, exiger des choses, parler mal, ne pas faire attention aux autres. Au final être égoïste. Mais le monde du travail devrait également se remettre en question. Certes, c'est important de travailler pour gagner son argent pour vivre et pour les petits plaisirs, mais, de là à être égoïste en ne faisant attention à personne et à limite écraser les autres pour réussir, je trouve cela minable et complètement irresponsable. En équipe on se soutient et ont aident. Quand quelqu'un n'est pas bien, même si c'est dans un moment important, il faut aller le voir pour en parler en privé. Puisque laisser quelqu'un mal et qui a besoin de parler, c'est très minable et parfois, ça peut être de la non-assistance à personne en danger.

Enfin c'est plus délicat. C'est suivant la situation. »

PARTIE 3

LES MOTS

{Méfiance de certains mots}

« J'ai remarqué quelque chose dans certaines discussions : les mots.

Nous les utilisons pour dire les choses, mais il faut faire très attention aux formulations.

Par exemple, les discussions entre amis débordent souvent. Les phrases et mots blessants peuvent apparaître. Mais je suis sûr d'une chose : si on parle avec une personne et qu'elle est mal à l'aise où elle ne rit pas, ça ne s'appelle pas rire, mais se moquer ouvertement.

Je sais que ça peut déplaire à certains, mais on ne peut pas rire de tout. »

{Le mieux c'est d'en parler}

« Il y a des moments où nous avons ce que l'on appelle des coups de blues. Cela arrive de temps en temps.

Ce n'est pas grave, mais le mieux c'est d'en parler avec un proche. Tout le monde a le droit d'avoir ce genre de mauvaises pensées. Et je vous assure qu'en parler vous fera que du bien. Se confier à une personne proche qui peut comprendre beaucoup de choses, même s'il en existe beaucoup moins, c'est encore possible. »

{L'importance de la lecture}

« J'écris des livres, oui. Mais je vous avoue que lire ne me tente pas plus que ça. Et pourtant, un écrivain qui écrit doit lire. C'est très important pour développer son imagination.

Moi ce que j'aime, c'est lire des Bandes-Dessinées. Il y a des images alors je comprends mieux les scènes et actions. Le souci d'un livre c'est qu'après avoir lu deux pages, je décroche.

Je ne vais pas vous le cacher, mais j'ai une préférence pour les Bandes-Dessinées style : Sonic X, Totally Spies ou encore Garfield & Cie.

J'aime également certains mangas comme : Détective Conan puis The Legend of Zelda.

En fait ces histoires me rappellent mon enfance, quand je regardais les dessins-animés dans ma chambre.

Mais j'aime beaucoup l'univers des jeux-vidéos également, en partis les musiques. Certaines sont vraiment très bien composées ! »

{L'écriture}

« L'importance de la lecture est tout aussi primordiale que l'écriture.

On ne peut pas écrire sans lire ne serait-ce qu'une Bande-Dessinée. Les deux vont ensemble et c'est obligé de les associer pour mieux faire à chaque écris.

Il existe des millions de livres dans notre monde. Certains se vendent, d'autres moins, voire pas du tout. En fait, il faut se mettre à la place des lecteurs et se demander s'ils ont envie d'acheter ce livre en question. Et en combien d'exemplaires ? Car quand-un livre plaît, rien n'empêche d'en acheter plusieurs pour le proposer à des proches, le recommander finalement. Puis si un auteur voit que son livre ou sa série littéraire plaît, il aura envie de continuer et de faire encore mieux pour les prochaines fois.

À chaque fois on s'améliore un peu plus quant-ont écrit des histoires ! »

{Notre cœur}

« Parfois, nous avons besoin de dire ce que nous avons sur le cœur. Nous avons besoin d'en parler à quelqu'un. Les mots sont là pour nous aider à décrire nos ressentis, notre mal-être et même le bonheur !

Heureusement qu'ils existent ! »

PARTIE 4

LA VIE

{Les étapes de la vie}

« Comme les millions de personnes qui existent sur cette planète, nous avons besoin de traverser des étapes. Par exemple, nous avons besoin de procéder à diverses étapes pour réussir dans certains jeux-vidéos. Mais, c'est valable pour tout ! Dans le monde du bonheur, comme le monde du travail. Souvent il faut accomplir l'étape une pour arriver à l'étape deux, et ainsi de suite. C'est un cycle pour déterminer le niveau d'une personne. Bien sûr, je reprenais l'exemple du jeu. Mais comme je le disais, c'est valable pour pleins d'autres domaines. »

{Aimer la vie}

« J'ai l'impression qu'aujourd'hui, les gens ne profitent plus de la vie. C'est une vérité, les gens font leurs quotidiens, sans se douter de ce qui se passera demain.

Peut-être qu'aujourd'hui est leurs derniers jours à vivre, car demain il peut se passer quelque chose de grave : un accident, une maladie, etc.

S'ils ne profitent pas de la vie, c'est qu'ils n'y ont pas pris goût. C'est dommage… Il y a tellement de belles choses à faire et qui nous attendent, malgré les soucis d'en ce moment. »

{Les humeurs}

« Nous pouvons être de bonnes comme de mauvaises humeurs.

Parfois nous changeons.

C'est comme s'il y avait le bien d'un côté puis le mal de l'autre. Nous basculons souvent dans l'une des deux zones chaque jour. Certains se lèves du pied droits, d'autres du pied gauche. Ça dépend de chacun ! »

{La vie est courte}

« C'est dommage.

Oui c'est dommage de ne pas profiter de la vie, de rencontrer de nouvelle personne et d'être heureux. Aujourd'hui, j'ai bien l'impression que tout le monde ne profite pas de l'instant présent. Ils vivent leurs vies bien tranquillement, sans se préoccuper des autres. Imaginons que quelqu'un face un malaise dans la rue, que peuvent être leurs réactions ? On ne sait pas, car chacun aurait une réaction différente.

Bien sûr, le mieux serait d'agir et d'appeler les secours au plus vite, mais, quand je vois certaines personnes ne pas réagir, je trouve ça très lâche… »

{Vivre, tout simplement}

« Penser à soi, penser aux autres, travailler, se faire plaisir, etc.

En fait, nous devons être actif pour vivre. Nous avons tous notre quotidien. C'est ce qui nous aide à tenir et à faire face à l'ennui. Puisque rester à ne rien faire de ses journées, cela doit être long et pénible. »

PARTIE 5

L'ART

{Aimer l'art}

« J'apprécie beaucoup les personnes qui tente de devenir artiste. Que ce soit pour l'écriture, la musique, le dessin et même pleins d'autres passions en tous genres. Par ailleurs, je me souviens d'un des chapitres de ce livre. Je disais que beaucoup essayai, mais que très peux y arriver.

Après tout il faut tenter ! Il y en a pour qui ça marche et d'autres pour qui ça ne marche pas. Il faut toujours tenter sa chance !

Prenons mon histoire comme exemple. J'étais harcelé à l'école durant des années.

J'en suis venu à de mauvais points, en me faisait des mutilations, puis en commettant trois tentatives de suicides. Puis j'ai découvert l'écriture et la musique, deux univers dans lesquelles je me sens rassuré et en sécurité. Mais ce qui compte le plus pour moi, c'est de pouvoir faire ce que j'aime au quotidien. Certains ont la chance d'avoir un ordinateur et du papier pour écrire, d'autres n'en ont pas. Certains ont la chance d'avoir des instruments de musique et un ordinateur pour composer, d'autres n'en ont pas. Il faut savoir aimer ce que l'on a déjà. D'autant que plus nous avons, plus nous voulons. Autrement dit, plus nous avons de choses, plus nous voulons en avoir. C'est logique, mais c'est surtout ce que j'ai remarqué dans mon quotidien. Je suis sûr que si vous pensez et regarder comme moi autour de vous, vous vous en apercevrais très vite.

Voilà, c'était juste pour rappeler que ce qu'on a déjà, c'est énorme ! C'est pour cela que de temps en temps, il faut savoir apprécier ce que nous avons. À méditer également ! »

Remerciements :

Je tiens à remercier mes proches, et mon amie auteure : Aurélie Mathilde Paulus pour ses encouragements.

Je vous remercie également lecteurs, lectrices pour avoir choisi, acheté et lus ce livre.

D'autres sont en prévisions.

Je tenais également à vous rappeler que si vous voyez quelqu'un en difficulté, qui se fait embêter, racketter, insulter, frapper à répétitions, vous pouvez appeler le 3020, numéro vert (gratuit) sur le harcèlement à l'école.

Sommaire :

Éditeur : BoD – Books on Demand

12/14 rond-point des Champs Élysées,
75005 Paris

Impression : Books on Demand,

GmbH, Norderstedt,

Allemagne

ISBN : 9782322133239

Dépôt légal : Janvier 2019

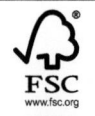